Stephanie Vitória

Guia Básico para Mães de Primeira Viagem

Ek-Books

CONTENTS

INTRODUÇÃO

Receber a notícia de que você está prestes a se tornar mãe pela primeira vez é um momento emocionante e repleto de expectativas. À medida que a data do parto se aproxima, é natural que surjam muitas dúvidas e preocupações. Como cuidar do seu bebê recém-nascido? O que esperar durante a gravidez e o parto? Como lidar com as mudanças em seu corpo e em sua vida?

Este guia foi criado especialmente para as futuras mães que estão prestes a embarcar na jornada incrível da maternidade. Aqui, você encontrará informações valiosas, dicas práticas e orientações essenciais para ajudá-la a se preparar para essa nova fase da vida. A maternidade de primeira viagem pode ser desafiadora, mas também é uma experiência maravilhosa, repleta de amor e aprendizado.

O guia não só abordará os aspectos físicos da gravidez e do parto, mas também se concentrará no bem-estar emocional e no apoio necessário durante essa jornada. Acreditamos que a informação e o apoio adequados podem ajudar a aliviar as preocupações e ansiedades que muitas mães de primeira viagem enfrentam.

Você deve lembrar que está tudo bem não se sentir preparada ou capaz, é um sentimento normal. Mas você será uma mãe incrível e uma prova disso é que está buscando conhecimento, se preparando para as maravilhas da maternidade.

Portanto, vamos explorar juntas os tópicos importantes, compartilhar experiências e, mais importante, prepará-la para receber o seu bebê com confiança e alegria. Estamos aqui para guiá-la a cada passo do caminho, para que você possa desfrutar ao máximo dessa incrível aventura da maternidade.

PREPARAÇÃO PARA A GRAVIDEZ

A preparação para a gravidez é um passo importante na jornada para a maternidade. Ela envolve diversos aspectos que visam garantir a saúde da mãe e do bebê, bem como proporcionar as melhores condições possíveis para uma gestação saudável. Aqui estão algumas áreas-chave de preparação:

Consulta pré-concepcional:

É aconselhável que as mulheres marquem uma consulta com um profissional de saúde antes de engravidar.

Durante essa consulta, podem ser discutidos históricos médicos, riscos hereditários, medicações que a mulher esteja tomando e outras questões que possam afetar a gestação. Isso ajuda a identificar possíveis problemas e tomar medidas preventivas.

Nutrição:

A alimentação desempenha um papel

fundamental na saúde da mãe e do bebê. As mulheres devem garantir que estão consumindo uma dieta equilibrada e rica em nutrientes essenciais, como ácido fólico, ferro, cálcio e vitaminas. Um profissional de saúde pode recomendar suplementos, se necessário.

Certifique-se de comer muitas frutas, vegetais, proteínas magras e grãos integrais. Evite alimentos crus ou mal cozidos, bem como aqueles com alto teor de cafeína.

Exercícios:

Manter um nível adequado de atividade física é importante para a saúde geral e para preparar o corpo para a gravidez. O exercício regular pode ajudar a controlar o peso e reduzir o risco de complicações, além de ajudar a diminuir a ansiedade nesse momento.

A prática de exercícios leves, como caminhadas ou natação, pode ajudar a manter a forma e reduzir desconfortos.

Controle de peso:

Ganhar peso de forma saudável durante a gravidez é importante para o bem-estar da mãe e do bebê. O médico irá monitorar o ganho de peso adequado com base no peso inicial da mãe.

Abandono de maus hábitos:

É aconselhável parar de fumar, reduzir ou eliminar o consumo de álcool e evitar drogas ilícitas. Esses hábitos podem ser prejudiciais para o feto e aumentar o risco de complicações durante a gravidez.

Também é importante minimizar a exposição a produtos químicos tóxicos e radiações.

Controle médico:

É importante ter um acompanhamento médico adequado durante a gravidez. Isso inclui visitas regulares ao obstetra ou ginecologista para monitorar a saúde da mãe e do bebê.

Essas consultas geralmente começam no primeiro trimestre e ocorrem regularmente ao longo da gravidez, permitindo o acompanhamento do desenvolvimento do bebê e a detecção precoce de quaisquer problemas.

Preparação emocional:

A gravidez é um momento emocionalmente desafiador. A mãe e o pai devem se preparar emocionalmente para as mudanças que a gravidez e a chegada do bebê trarão. Participar de grupos de apoio ou conversar com um terapeuta pode ser útil.

Descanso adequado:

Garanta que está dormindo o suficiente e descansando sempre que necessário. A fadiga é comum durante a gravidez, e o descanso é essencial.

Planejamento financeiro:

Ter um bebê pode ser caro. Portanto, é importante fazer um planejamento financeiro para garantir que haja recursos suficientes para cobrir despesas médicas, enxoval do bebê e outros custos associados à gravidez e ao parto.

Vacinação:

Verifique se você está em dia com as vacinas recomendadas antes da gravidez. Algumas vacinas podem ser administradas para evitar infecções que podem afetar a gravidez.

Suplementação:

Além do ácido fólico, alguns profissionais de saúde podem recomendar outros suplementos, como ferro ou vitamina D, com base nas necessidades individuais da mãe.

Planejamento do parto:

É importante decidir sobre o local do parto (hospital, casa de parto, etc.) e discutir as preferências de parto com o profissional de saúde.

Educação pré-natal:

Considere frequentar aulas de preparação para o parto, onde você pode aprender sobre o trabalho de parto, parto, amamentação e cuidados com o recém-nascido.

Existem muitas práticas médicas que hoje já se sabe que não são as mais adequadas para a mãe e para o bebê. Alguns capítulos à frente vamos falar sobre elas para que você esteja preparada para lidar com elas. Porém, quanto mais conhecimento adquirir, mais segura se sentirá.

Por tanto, continue estudando e absorvendo informações. Ter um obstetra de confiança e que aceite sanar suas dúvidas, se possível, também é importante.

Cada gravidez é única, e as necessidades e preocupações podem variar de uma pessoa para outra. Portanto, é fundamental discutir a preparação para a gravidez com um profissional de saúde para garantir um cuidado personalizado e seguro durante esse período importante da vida.

GRAVIDEZ

A gravidez é um período de mudanças extraordinárias na vida de uma mulher. Durante nove meses, o corpo se transforma para criar e nutrir uma nova vida, enquanto a mente e o coração se preparam para receber um bebê.

Esta jornada é repleta de maravilhas, desafios e descobertas emocionantes. Vamos explorar os principais aspectos da gravidez, desde a concepção até o nascimento, oferecendo uma visão geral dos cuidados, das mudanças no corpo e das emoções que a acompanham.

Vamos começar a desvendar os mistérios da gravidez e fornecer informações valiosas para ajudá-la a aproveitar ao máximo essa fase única da vida.

Primeiro Trimestre

O primeiro semestre da gravidez é um período crucial e emocionante que abrange as primeiras 12 a 14 semanas de gestação. Durante esse tempo, ocorrem muitas mudanças no corpo da mulher e no desenvolvimento do feto. Aqui estão alguns dos principais aspectos do primeiro trimestre da gravidez:

Concepção e teste de gravidez:

A gravidez começa com a concepção, geralmente no momento da ovulação. Muitas mulheres descobrem que estão grávidas após atraso menstrual e realizam um teste de gravidez em casa para confirmar.

Sintomas iniciais:

Durante o primeiro trimestre, muitas mulheres experimentam sintomas como náusea matinal, fadiga e sonolência, aumento da sensibilidade nos seios, mudanças no apetite e aumento da frequência urinária. Esses sintomas são causados por mudanças hormonais.

Cuidados médicos:

É importante procurar atendimento médico assim que você souber que está grávida. O médico realizará exames de confirmação e começará a monitorar a saúde da mãe e do feto.

Ultrassonografia:

Geralmente, no final do primeiro trimestre, é realizada uma ultrassonografia para confirmar a idade gestacional, verificar o batimento cardíaco do feto e avaliar a saúde da placenta.

Desenvolvimento fetal:

Durante o primeiro trimestre, o feto passa por um rápido desenvolvimento. No final do primeiro trimestre, todos os principais órgãos e sistemas do corpo do bebê já estão formados.

Ganho de peso:

O ganho de peso durante o primeiro trimestre tende a ser moderado, geralmente entre 1 a 2 kg. Isso varia de mulher para mulher.

Mudanças no corpo:

Durante o primeiro trimestre, a mulher pode notar mudanças em seu corpo, como o aumento das mamas e a expansão do abdômen devido ao crescimento do útero.

Alimentação e suplementação:

É importante manter uma dieta saudável e equilibrada e considerar a suplementação com ácido fólico, conforme recomendado pelo médico. A nutrição adequada é crucial para o desenvolvimento saudável do feto.

Consultas de pré-natal:

Durante o primeiro trimestre, você começará a frequentar consultas de pré-natal regularmente. Seu médico verificará sua pressão arterial, peso, e realizará exames de sangue e urina para avaliar sua saúde geral.

Cuidados emocionais:

O primeiro trimestre pode ser emocionalmente desafiador devido às mudanças no corpo, sintomas de gravidez e ansiedades associadas à gestação.

É importante buscar apoio e compartilhar suas preocupações com amigos, familiares ou profissionais de saúde, se necessário.

Novamente: cada gravidez é única, e as experiências no primeiro trimestre podem variar de uma mulher para outra. É essencial seguir as orientações médicas, cuidar de sua saúde e se preparar para as mudanças emocionais e físicas que a gravidez trará.

Segundo Trimestre

O segundo trimestre da gravidez é uma fase emocionante e de mudanças significativas no desenvolvimento do feto e na experiência da mãe. Esse período abrange as semanas 13 a 27 da gravidez. Aqui estão alguns dos principais aspectos do segundo trimestre da gravidez:

Alívio de sintomas precoces:

Muitas mulheres relatam que os sintomas desconfortáveis do primeiro trimestre, como náuseas e fadiga, diminuem significativamente ou desaparecem durante o segundo trimestre. Isso é frequentemente referido como o "alívio do segundo trimestre".

Crescimento fetal:

Durante o segundo trimestre, o feto continua

a crescer rapidamente. Os órgãos internos se desenvolvem ainda mais, e os movimentos do bebê geralmente se tornam perceptíveis para a mãe, em um estágio chamado de "quickening".

Ultrassonografias:

A maioria das mulheres passa por uma ultrassonografia no final do primeiro trimestre e outra no segundo trimestre para avaliar o crescimento fetal, a anatomia do bebê e a saúde da placenta.

Ganho de peso:

O ganho de peso aumenta durante o segundo trimestre, com a mãe ganhando aproximadamente meio quilo por semana. No entanto, o ganho de peso deve ser monitorado e controlado sob a orientação do médico para garantir que seja saudável.

Mudanças no corpo:

Durante o segundo trimestre, o abdômen da mulher continuará a crescer à medida que o útero se expande para acomodar o crescimento do feto. As mamas também podem continuar a crescer e ficar ainda mais sensíveis.

Exames de sangue:

O médico pode recomendar exames de sangue adicionais, como o teste de triagem de anomalias cromossômicas, que geralmente é realizado entre a 15ª e a 20ª semana.

Movimentos fetais:

À medida que o bebê se desenvolve, os movimentos fetais se tornam mais perceptíveis e regulares. Sentir o bebê se mexer é uma parte emocionante da gravidez.

Preparação para o parto:

Durante o segundo trimestre, as mulheres podem começar a se informar sobre as opções de parto, como parto vaginal ou cesariana, e considerar a elaboração de um plano de parto.

Suplementação e alimentação:

A mãe deve continuar a seguir uma dieta saudável e a tomar os suplementos recomendados pelo médico. O cálcio, o ferro e o ácido fólico ainda são nutrientes essenciais.

Cuidados emocionais:

O segundo trimestre é geralmente um período de menor ansiedade em comparação com o primeiro trimestre. No entanto, as preocupações sobre o parto e a maternidade podem surgir, por isso, é importante manter o apoio emocional.

Preparação do enxoval:

À medida que a data prevista para o parto se aproxima, muitas mulheres começam a preparar o enxoval e o quarto do bebê.

O segundo trimestre é muitas vezes considerado uma das fases mais agradáveis da gravidez, pois os sintomas desagradáveis do início diminuem, e a mãe começa a se sentir melhor e a criar um vínculo mais forte com o bebê. No entanto, é importante continuar com as consultas de pré-natal regulares e seguir as orientações médicas para garantir uma gravidez saudável.

Terceiro Trimestre

O terceiro trimestre da gravidez é a fase final da gestação e abrange as semanas 28 até o nascimento do bebê, geralmente por volta da 40ª semana. Durante esse período, a mãe e o feto continuam a passar por mudanças significativas, e a preparação para o parto e a maternidade se intensifica. Aqui estão alguns dos principais aspectos do terceiro trimestre da gravidez:

Crescimento fetal:

Durante o terceiro trimestre, o bebê cresce rapidamente e ganha peso, e os órgãos e sistemas continuam a se desenvolver. O bebê se torna mais ativo, e os movimentos fetais podem ser intensos.

Ganho de peso:

A mãe geralmente ganha mais peso no terceiro trimestre, principalmente devido ao crescimento do bebê e ao aumento do volume de líquido amniótico.

Mudanças no corpo:

O abdômen da mãe continua a crescer, o que pode causar desconforto e dificuldade para se movimentar e respirar, o que é normal, desde que não seja intensa. O inchaço, especialmente nas mãos e nos pés, é comum.

Sintomas de gravidez:

Muitas mulheres experimentam sintomas como azia, refluxo ácido, falta de ar, dores nas costas, insônia e aumento da frequência urinária durante o terceiro trimestre. Tudo isso é normal, mas se ficar muito intenso, não exite em procurar um Médico.

Preparação para o parto:

Durante esse período, é importante participar de aulas de preparação para o parto e discutir suas preferências de parto com o médico. Você também deve considerar o que levará para o hospital ou local de parto.

Monitoramento fetal:

O médico realizará exames regulares, incluindo verificações do batimento cardíaco do bebê e medição da altura uterina para avaliar o crescimento fetal.

Preparação emocional:

À medida que a data prevista para o parto se aproxima, é comum sentir ansiedade e nervosismo.

Conversar com o parceiro, amigos e familiares, ou procurar apoio profissional, pode ser útil.

Exames de sangue e testes:

O médico pode realizar exames adicionais, como o teste de GBS (Streptococcus do Grupo B) e outros testes de rotina.

Contagem regressiva:

À medida que você se aproxima da data prevista para o parto, é importante ficar atenta aos sinais de trabalho de parto, como contrações regulares, ruptura da bolsa amniótica e perda do tampão mucoso. Ao perder líquido ou sangue você deve ir imediatamente à Maternidade escolhida.

Preparação para a maternidade:

Você pode começar a preparar sua casa para a chegada do bebê, montando o berço, lavando as roupas do bebê e organizando os itens necessários.

Acompanhamento médico:

Continue a frequentar as consultas de pré-natal conforme agendado pelo médico. Essas consultas são fundamentais para garantir a saúde da mãe e do bebê.

Opções de parto:

No terceiro trimestre, discuta com seu médico suas preferências para o parto, incluindo opções de alívio da dor, como anestesia epidural, e posições de parto.

Cuidados com o bebê:

Durante o terceiro trimestre, você pode aprender sobre os cuidados com o recém-nascido, como amamentação, troca de fraldas e higiene do bebê.

O terceiro trimestre é um momento de grande expectativa e preparação para a chegada do bebê. Esteja atenta às mudanças em seu corpo, siga as orientações do médico e prepare-se para o parto e a maternidade, buscando apoio e informação quando necessário.

PREPARAÇÃO PARA O PARTO

A preparação para o parto é uma parte importante da jornada de gravidez e envolve vários aspectos, desde o conhecimento sobre o processo do parto até a escolha das opções de cuidados durante o trabalho de parto. Aqui estão algumas etapas para se preparar para o parto:

Educação:

A primeira etapa é adquirir conhecimento sobre o processo do parto. Isso pode ser feito por meio de aulas de preparação para o parto, livros, vídeos educativos e recursos on-line.

Aprender sobre as diferentes etapas do trabalho de parto, técnicas de respiração, posições de parto e intervenções médicas ajudará a aumentar sua confiança e reduzir a ansiedade.

Se você tiver recursos disponíveis para isso, a contratação de uma Doula pode ser útil. O trabalho dela é justamente te preparar e educar, além de ensinar o seu acompanhante a agir em caso de abuso ou violência obstétrica.

Elas abordam informações práticas sobre o trabalho de parto, parto e pós-parto, bem como técnicas de relaxamento e estratégias para lidar com a dor.

Escolha de um local de parto:

Decida onde deseja dar à luz. Suas opções podem incluir um hospital, uma casa de parto ou um parto em casa. Avalie as vantagens e desvantagens de cada opção e escolha a que melhor atenda às suas necessidades e preferências.

Plano de parto:

Elabore um plano de parto que descreva suas preferências em relação ao trabalho de parto e ao parto. No próximo capítulo você lerá tudo o que deve colocar no seu plano.

Parceiro ou acompanhante de nascimento:

Decida quem estará ao seu lado durante o parto, seja seu parceiro, um membro da família ou uma doula. Ter um sistema de apoio durante o trabalho de parto é valioso.

Técnicas de relaxamento:

Pratique técnicas de relaxamento, como exercícios de respiração, meditação, yoga ou massagem, que podem ajudar a aliviar o estresse e a dor durante o trabalho de parto.

Exercício e boa forma física:

Manter-se ativa durante a gravidez pode ajudar a preparar seu corpo para o parto. O exercício regular, como caminhadas, ioga pré-natal e natação, pode ser benéfico, principalmente se desejar o parto normal.

Alimentação saudável:

Mantenha uma dieta equilibrada e saudável durante a gravidez para garantir que você e o bebê tenham os nutrientes necessários.

Consultas médicas:

Continue a fazer consultas de pré-natal regulares e discuta suas preferências e planos de parto com seu médico ou parteira.

Redes de apoio:

Construa uma rede de apoio, seja com familiares, amigos ou grupos de apoio à maternidade. Compartilhar experiências com outras mulheres grávidas ou mães pode ser reconfortante e informativo.

Esteja preparada para mudanças de plano:

Lembre-se de que o parto pode ser imprevisível. Esteja aberta a mudanças em seu plano de parto se for necessário para garantir a segurança da mãe e do bebê.

A preparação para o parto é uma jornada importante e individual, e o mais importante é tomar decisões que estejam alinhadas com suas necessidades e preferências pessoais.

Certifique-se de conversar com seu médico ou parteira sobre suas opções de cuidados durante o trabalho de parto e parto e esteja aberta a ajustar seu plano de parto conforme necessário. O apoio emocional, físico e informativo desempenha um papel fundamental em uma experiência de parto positiva.

PLANO DE PARTO

Um plano de parto é um documento que descreve suas preferências e desejos para o parto. Ele serve como uma ferramenta de comunicação entre você, seu parceiro e a equipe de cuidados de saúde durante o trabalho de parto e o parto. Aqui estão alguns elementos comuns que você pode considerar incluir em seu plano de parto:

1. **Informações Pessoais:**

   - Seu nome e informações de contato.

   - Nome do médico ou parteira que está acompanhando sua gravidez.

2. **Local do Parto:**

   - Onde você prefere dar à luz (em casa, em um centro de parto ou em um hospital)?

   - Se houver opções disponíveis, especifique suas preferências.

3. **Apoio durante o Trabalho de Parto:**

   - Quem você deseja que esteja presente durante o trabalho de parto (parceiro, amigos, familiares)?

- Suas preferências para o envolvimento de estudantes de medicina ou residentes, se aplicável.

4. Ambiente:

- Suas preferências para iluminação, música, aromaterapia ou qualquer outro aspecto do ambiente que o faça se sentir mais confortável.

5. Mobilidade e Posições:

- Suas preferências para movimentação e mudança de posição durante o trabalho de parto.

- Posições que você acha mais confortáveis durante a fase de expulsão.

6. Intervenções Médicas:

- Suas preferências em relação a intervenções médicas, como monitoramento fetal, indução do parto, episiotomia e uso de medicamentos para alívio da dor.

7. Alívio da Dor:

- Se você planeja usar métodos específicos para alívio da dor, como técnicas de respiração, banho quente, bola de parto ou métodos não farmacológicos.

- Suas preferências em relação à anestesia epidural ou outras opções medicamentosas.

8. **Cuidados com o Recém-Nascido:**

- Suas preferências para os primeiros cuidados com o bebê, como a administração da vitamina K, a aplicação de pomadas nos olhos e a amamentação imediata.

9. **Cesariana (se necessário):**

- Suas preferências em relação a uma possível cesariana, como quem você gostaria que estivesse presente e se gostaria de ter um campo transparente para ver o nascimento.

10. **Complicações e Mudanças nos Planos:**

- Sua abordagem desejada caso surjam complicações e seja necessário alterar o plano original.

11. **Comunicação:**

- Suas preferências em relação à comunicação com a equipe de saúde, como a frequência das atualizações e o estilo de comunicação desejado.

12. **Outras Considerações Específicas:**

- Qualquer outra informação importante que você gostaria que a equipe de saúde soubesse.

Lembre-se de que o plano de parto é uma ferramenta flexível e pode ser adaptado de acordo com suas necessidades e preferências individuais. Converse com seu médico ou parteira para garantir que todos estejam cientes e confortáveis com seu plano.

MITOS E VERDADES SOBRE O PARTO

É importante estar bem informada sobre o parto para tomar decisões bem fundamentadas durante o processo. No entanto, também é importante discernir entre mitos e verdades para evitar equívocos. Aqui estão alguns mitos e verdades comuns sobre o parto:

Mito 1: O parto deve ocorrer exatamente na data prevista.

Verdade: A data prevista para o parto é apenas uma estimativa. O parto pode ocorrer antes ou depois dessa data sem que haja problemas. A maioria dos partos ocorre entre 37 e 42 semanas de gestação.

Mito 2: O tamanho da barriga determina o tamanho do bebê.

Verdade: O tamanho da barriga pode ser influenciado por vários fatores, e não necessariamente reflete o tamanho do bebê. O médico fará medições para avaliar o crescimento do feto.

Mito 3: Todos os partos são dolorosos e requerem analgesia.

Verdade: A experiência de dor durante o parto varia de mulher para mulher. Algumas mulheres têm dores intensas, enquanto outras relatam menos desconforto. Existem opções para o alívio da dor, como a epidural, mas nem todas as mulheres optam por usá-las.

Mito 4: O parto só pode acontecer na posição deitada de costas.

Verdade: Existem muitas posições possíveis para dar à luz, incluindo de cócoras, de lado, em posição de agachamento e até mesmo na água. A posição deitada de costas não é a única opção e, na verdade, é considerada a menos confortável para a mãe.

Mito 5: Todos os partos precisam de episiotomia.

Verdade: Uma episiotomia, um corte cirúrgico feito na área entre a vagina e o ânus para aumentar o espaço para o bebê passar, já foi rotineira, mas hoje em dia é realizada apenas quando há uma necessidade médica clara.

Mito 6: O parto é sempre rápido e fácil.

Verdade: O parto é um processo variável, e a duração e a complexidade podem diferir de uma mulher para outra. Alguns partos são mais rápidos e menos complicados, enquanto outros podem ser mais longos e exigir mais intervenções.

Mito 7: É normal a bolsa amniótica se romper no início do trabalho de parto.

Verdade: A ruptura espontânea da bolsa amniótica pode ocorrer antes ou durante o trabalho de parto, mas isso não é o caso para todas as gestantes. Se a bolsa se romper antes do início das contrações, é importante procurar assistência médica.

Mito 8: O bebê precisa ser imediatamente separado da mãe após o parto.

Verdade: Em muitos casos, o bebê pode ser colocado imediatamente na pele da mãe após o parto para promover o vínculo entre eles e facilitar a amamentação. A separação imediata não é necessária em todos os casos.

Mito 9: O parto natural é sempre mais seguro do que a cesariana.

Verdade: A segurança do parto depende de vários fatores, incluindo as circunstâncias médicas específicas da mãe e do bebê. Em alguns casos, uma cesariana pode ser a opção mais segura.

Mito 10: Você deve seguir todas as instruções do médico sem questionar.

Verdade: É importante fazer perguntas e entender as opções disponíveis durante o trabalho de parto. Você tem o direito de tomar decisões informadas sobre seu cuidado, e seu médico deve estar disposto a responder a suas perguntas.

É crucial obter informações de fontes confiáveis, como profissionais de saúde, para tomar decisões informadas sobre o parto. Discuta suas preocupações e preferências com seu médico ou parteira para garantir que você esteja bem preparada para o processo de parto e para tomar as decisões que melhor atendam às suas necessidades e às do seu bebê.

COMO RELAXAR NA HORA DO PARTO

Relaxar durante o parto é essencial para ajudar a aliviar a tensão e facilitar o processo.

Pode parecer difícil relaxar em um momento de dor intensa, mas aqui estão algumas dicas que podem ajudar a promover o relaxamento durante o trabalho de parto:

Respiração Profunda:

Pratique técnicas de respiração profunda. Inspire lentamente pelo nariz, enchendo os pulmões, e expire pelo nariz ou boca. A respiração profunda ajuda a oxigenar o corpo e a reduzir a tensão.

Visualização Positiva:

Use a visualização positiva para imaginar um lugar tranquilo e feliz. Feche os olhos e concentre-se nessas imagens para ajudar a acalmar a mente.

Massagem e Toque:

Peça a seu parceiro, doula ou membro da equipe de cuidados de saúde para fornecer massagens leves ou toques reconfortantes. Isso pode ajudar a liberar endorfinas, os "hormônios do bem-estar".

Movimentação:

Experimente diferentes posições e movimentos para encontrar a mais confortável. Andar, balançar os quadris, ficar de cócoras ou usar uma bola de parto são opções a considerar.

Banho ou Chuveiro Quente:

Um banho quente ou chuveiro pode ser relaxante e aliviar a dor. Certifique-se de que a temperatura esteja confortável, não muito quente.

Música Relaxante:

Crie uma playlist com músicas suaves e relaxantes. A música pode ter um efeito calmante e ajudar a distrair a mente da dor.

Foco na Respiração:

Concentre-se na sua respiração e tente manter um ritmo constante. Isso pode ajudar a diminuir a sensação de dor e a manter o controle.

Hidratação e Nutrição:

Mantenha-se hidratada e, se permitido pela equipe médica, coma pequenos lanches leves para manter sua energia.

Meditação ou Mindfulness:

A prática de meditação ou mindfulness pode ser útil para manter a calma e a concentração durante o trabalho de parto.

Apoio Emocional:

Tenha alguém próximo para fornecer apoio emocional, seja seu parceiro, amigo, membro da família ou uma doula.

Luz Ambiente:

Crie uma atmosfera relaxante ajustando a iluminação da sala. Às vezes, luzes suaves e velas podem criar um ambiente mais reconfortante.

Lembre-se de que cada mulher é única, e o que funciona para uma pessoa pode não funcionar para outra. Experimente diferentes técnicas e descubra o que é mais eficaz para você. Comunique-se abertamente com sua equipe de cuidados de saúde sobre suas preferências e esteja disposta a ajustar seu plano conforme necessário para garantir uma experiência de parto positiva.

CUIDADOS PÓS PARTO E SAÚDE DA MÃE

Os cuidados pós-parto são essenciais para a recuperação da mãe após o parto e para garantir seu bem-estar e saúde a longo prazo. Aqui estão alguns dos principais aspectos dos cuidados pós-parto e da saúde da mãe:

Cuidados médicos pós-parto:

Após o parto, é importante continuar a se consultar com um profissional de saúde, como um obstetra ou ginecologista, para monitorar a recuperação da mãe. Essas consultas pós-parto geralmente ocorrem nas primeiras semanas após o nascimento e, posteriormente, em intervalos regulares.

Cuidados com os pontos:

Se você teve um parto vaginal e recebeu pontos para reparar um episiotomia ou laceração, é fundamental cuidar da área. Siga as instruções do seu médico para limpar e cuidar dos pontos adequadamente. Assim como no caso da Cesariana.

Alívio da dor:

Muitas mulheres experimentam desconforto ou dor após o parto. É comum sentir dor nas costas, cólicas uterinas, dor nas mamas (especialmente se estiver amamentando) e dor nos pontos de sutura. Converse com seu médico sobre opções seguras de alívio da dor.

Higiene íntima:

Manter uma boa higiene íntima é essencial para evitar infecções. Lave a área genital suavemente com água morna e evite o uso de sabonetes perfumados ou produtos químicos irritantes.

Amamentação:

Se você estiver amamentando, é importante cuidar de suas mamas. Use protetores de seios, se necessário, e consulte um consultor de lactação ou um profissional de saúde para obter orientações sobre amamentação.

Dieta e hidratação:

Uma alimentação saudável e hidratação adequada são cruciais para a recuperação pós-parto e para fornecer os nutrientes necessários para a produção de leite materno, se estiver amamentando.

Descanso:

O pós-parto pode ser cansativo. Tente descansar sempre que possível, e peça ajuda para cuidar do bebê, permitindo que você descanse e se recupere.

Exercício leve:

Após a recuperação imediata do parto, você pode gradualmente incorporar exercícios leves, como caminhadas, ioga pós-parto ou natação, para ajudar a fortalecer seu corpo. Consulte seu médico antes de iniciar qualquer programa de exercícios.

Suporte emocional:

O pós-parto pode ser um período emocionalmente desafiador. Não hesite em compartilhar seus sentimentos com amigos, familiares ou profissionais de saúde. A depressão pós-parto é uma preocupação real, portanto, esteja atenta a sintomas de depressão e busque ajuda se necessário.

Planejamento de controle de natalidade:

Se você não planeja ter outro filho imediatamente, discuta opções de controle de natalidade com seu médico para evitar uma nova gravidez.

Acompanhamento dos exames de saúde:

É importante agendar exames de saúde regulares, incluindo exames pélvicos e mamografias, de acordo com as orientações médicas.

Tenha paciência:

A recuperação pós-parto pode levar algum tempo. Esteja preparada para mudanças em seu corpo e para o fato de que a recuperação varia de mulher para mulher. Não se compare a outras mães, e lembre-se de que você está fazendo um trabalho incrível.

Lembre-se de que o período pós-parto é uma fase de ajuste e recuperação, e é importante cuidar de si mesma para garantir uma recuperação saudável e promover seu bem-estar físico e emocional.

Se tiver dúvidas ou preocupações, não hesite em discuti-las com seu médico ou parteira, pois eles podem fornecer orientações específicas com base em suas necessidades individuais.

CUIDADOS COM O RECÉM NASCIDO

Cuidar de um recém-nascido é uma tarefa importante e repleta de desafios. Aqui estão alguns cuidados essenciais para garantir o bem-estar do seu bebê:

Alimentação:

Amamentação: O leite materno é o melhor alimento para os recém-nascidos, fornecendo os nutrientes necessários e ajudando a fortalecer o sistema imunológico. Tente amamentar seu bebê sempre que ele mostrar sinais de fome.

Fórmula infantil: Se você não puder amamentar, siga as orientações do pediatra sobre a preparação da fórmula infantil e o cronograma de alimentação.

Troca de fraldas:

Verifique a fralda do bebê com frequência e troque-a sempre que estiver úmida ou suja. Limpe cuidadosamente o bumbum com lenços umedecidos ou uma toalhinha macia.

Sono:

Recém-nascidos dormem muito, geralmente de 16 a 20 horas por dia. Certifique-se de que o bebê tenha um ambiente seguro para dormir, com colchão firme, sem cobertores soltos ou travesseiros no berço.

Evite dormir com o bebê na mesma cama (prática conhecida como co-sleeping), pois isso pode aumentar o risco de asfixia. Opte por um berço ao lado da sua cama se preferir mantê-lo por perto durante a noite.

Banho:

Recém-nascidos não precisam de vários banhos por dia como estamos acostumados. Um banho por dia ou até a cada 2 dias é suficiente. Use água morna e sabonete suave. Certifique-se de apoiar a cabeça e o pescoço do bebê durante o banho.

Coto umbilical:

O coto umbilical do bebê pode demorar algumas semanas para secar e cair. Mantenha a área limpa e seca, evitando mergulhá-lo em água até que tenha cicatrizado completamente.

É importante limpar a área com álcool a cada troca de fralda.

Vestuário:

Mantenha o bebê confortável, evitando que ele fique muito quente ou muito frio. Vista-o em camadas para facilitar a regulação da temperatura.

Higiene:

Lave as mãos antes de manusear o bebê para evitar a propagação de germes. Evite visitas de pessoas doentes ou que tenham estado doentes recentemente.

Consultas médicas:

Agende consultas com o pediatra de acordo com o cronograma recomendado. Isso é essencial para garantir que o bebê esteja se desenvolvendo bem e recebendo as vacinas necessárias.

Contato e afeto:

Interaja com o bebê com carinho, conversando, fazendo contato visual e tocando-o suavemente. Isso ajuda no desenvolvimento emocional.

Choro:

O choro é a maneira do bebê comunicar suas necessidades. Verifique se ele está alimentado, seco, confortável e seguro. Às vezes, os bebês choram sem motivo aparente, o que é normal.

Segurança:

Mantenha o ambiente do bebê seguro, evitando objetos soltos no berço, protegendo as tomadas elétricas e garantindo que os móveis estejam bem fixados.

Lembre-se de que cada bebê é único, e o que funciona para um pode não funcionar para outro. Confie em seus instintos e peça apoio e orientação sempre que necessário, seja de um pediatra, de outros pais ou de profissionais de saúde. O mais importante é proporcionar um ambiente seguro e amoroso para o seu recém-nascido.

DESENVOLVIMENTO DO BEBÊ

O desenvolvimento do bebê até o desmame é uma fase crucial em sua vida, e é caracterizado por uma série de marcos e mudanças significativas.

O desmame geralmente se refere ao processo de introdução de alimentos sólidos na dieta do bebê, juntamente com a continuação da amamentação ou da alimentação com fórmula.

Vou descrever os principais marcos de desenvolvimento desde o nascimento até o desmame:

Recém-nascido (0-4 semanas):

- Nesta fase, o bebê está se adaptando ao mundo fora do útero. Ele se alimenta exclusivamente de leite materno ou fórmula.

- Os bebês começam a responder a estímulos visuais e auditivos.

- Eles geralmente dormem a maior parte do

tempo, acordando para se alimentar e trocar fraldas.

Primeiros meses (1-3 meses):

- O bebê começa a desenvolver maior controle sobre a cabeça e o pescoço.

- Os reflexos de sucção e agarrar estão presentes, tornando a amamentação ou a mamadeira mais eficaz.

- A comunicação inicial ocorre por meio de choro e contato visual.

4-6 meses:

- Aos 4-6 meses, muitos bebês começam a demonstrar interesse por alimentos sólidos.

- Com 6 meses é o momento adequado para a introdução de alimentos complementares, desde que autorizado pelo Pediatra.

- O bebê pode começar a sentar com apoio e rolar de um lado para o outro.

- A capacidade de agarrar objetos melhora, e o bebê explora o mundo através da boca.

7-9 meses:

- Nesta fase, o bebê aprimora suas habilidades motoras, como engatinhar e ficar de pé com apoio.

- A introdução de alimentos sólidos é

gradualmente ampliada, com a inclusão de uma variedade de texturas e sabores.

- O bebê pode começar a beber água em um copo com ajuda.

10-12 meses:

- O bebê está mais independente e pode estar caminhando com apoio ou até mesmo sozinho.

- O desmame do leite materno ou fórmula é uma transição gradual. Alimentos sólidos são uma parte importante da dieta, mas o leite ainda é uma fonte vital de nutrição até os 2 anos.

- O bebê começa a usar gestos simples para se comunicar e entender palavras simples.

Lembrando que cada bebê é único, e o desenvolvimento pode variar de criança para criança. É importante seguir as orientações do pediatra e criar um ambiente seguro e estimulante para o bebê, proporcionando amor e cuidado em todas as etapas do desenvolvimento.

O desmame deve ser feito de maneira gradual e com o acompanhamento do profissional de saúde, garantindo que o bebê esteja recebendo uma nutrição adequada durante a transição para alimentos sólidos.

LONGE DA CULTURA POPULAR

Com o passar do tempo, as práticas e conhecimentos sobre cuidados com os bebês evoluíram, e algumas ações que eram comuns no passado não são mais consideradas seguras ou apropriadas nos dias de hoje.

Aqui estão algumas coisas que eram feitas no passado, mas não são recomendadas para bebês atualmente:

Dormir de bruços:

No passado, era comum colocar os bebês para dormir de bruços. No entanto, agora a posição recomendada é colocá-los de costas, o que reduz o risco de síndrome da morte súbita infantil (SMSI).

Colocar mel na chupeta:

No passado, o mel era usado como um adoçante natural para acalmar os bebês. No entanto, o mel pode conter esporos da bactéria Clostridium botulinum, que pode ser perigosa para bebês, causando botulismo infantil.

Dar chá ou água com açúcar:

Dar chá ou água com açúcar aos bebês era uma prática comum para aliviar desconfortos. No entanto, agora é recomendado que bebês se alimentem apenas com leite materno ou fórmula nos primeiros meses de vida.

Usar andadores:

Andadores eram populares no passado, mas agora são considerados perigosos. Eles podem levar a acidentes e não são recomendados como auxílio para que bebês aprendam a andar.

Deixar o bebê chorar:

No passado, acreditava-se que deixar o bebê chorar era uma maneira de ensiná-lo a dormir ou a se acalmar. Atualmente, é recomendado que os pais respondam ao choro do bebê, pois isso ajuda a desenvolver um senso de segurança e confiança.

Usar roupas muito apertadas:

Roupas apertadas e fraldas amarradas apertadamente eram comuns no passado, mas agora é recomendável usar roupas confortáveis e fraldas que permitam a circulação de ar.

Tabagismo passivo:

No passado, era comum fumar em ambientes fechados na presença de bebês. Agora, sabe-se que o tabagismo passivo pode ser prejudicial à saúde dos bebês e deve ser evitado.

Excesso de exposição ao sol:

Nos tempos passados, os bebês frequentemente eram expostos ao sol sem proteção adequada. Atualmente, é recomendado proteger a pele sensível do bebê com roupas leves e protetor solar adequado, evitando a exposição direta ao sol.

Introdução precoce de alimentos sólidos:

No passado, era comum introduzir alimentos sólidos muito cedo na dieta do bebê. Agora, recomenda-se que a alimentação complementar comece por volta dos 6 meses de idade, após a introdução gradual de purês e alimentos macios.

Uso de remédios caseiros:

No passado, muitas vezes se recorria a remédios caseiros ou ervas para tratar desconfortos dos bebês. Mas é importante consultar um pediatra antes de administrar qualquer medicamento ou tratamento.

A evolução das práticas de cuidados com os bebês é baseada em pesquisas médicas e na busca por manter os bebês saudáveis e seguros.

Portanto, é importante seguir as diretrizes atuais de cuidados com bebês e consultar um profissional de saúde ou pediatra se tiver dúvidas ou preocupações sobre o que é adequado para o seu bebê.

PROBLEMAS COMUNS

Durante o primeiro ano de vida de um bebê, é comum que os pais e cuidadores se deparem com uma variedade de desafios e problemas comuns. Aqui estão alguns dos problemas mais frequentes nesse período e informações sobre como lidar com eles:

Cólicas:

Muitos bebês sofrem de cólicas, que geralmente ocorrem nas primeiras semanas de vida e podem causar choro inconsolável.

Aliviar as cólicas pode envolver segurar o bebê, fazer massagens suaves na barriga e, em alguns casos, mudar a dieta da mãe se estiver amamentando ou o uso de medicamentos como o Simeticona.

Refluxo gastroesofágico:

Alguns bebês têm refluxo, o que pode resultar em regurgitação frequente e desconforto.

Para ajudar, você pode tentar alimentar o bebê em pequenas quantidades com mais frequência, manter o bebê em posição vertical após as refeições e elevar a cabeceira do berço.

Sono irregular:

Bebês geralmente têm padrões de sono irregulares e acordam várias vezes durante a noite.

É importante criar uma rotina de sono, estabelecer um ambiente confortável e seguro para dormir e seguir uma programação regular de alimentação e cochilos.

Infecções respiratórias e resfriados:

Bebês podem pegar infecções respiratórias, resfriados e doenças comuns, o que pode ser especialmente preocupante devido à sua imunidade em desenvolvimento.

Certifique-se de manter a higiene e evitar a exposição a pessoas doentes. Consulte um médico se o bebê mostrar sinais de doença.

Erupção dentária:

O surgimento dos primeiros dentes pode ser desconfortável para o bebê e causar irritabilidade, babamento e febre baixa.

Oferecer mordedores seguros e medicamentos recomendados pelo pediatra pode ajudar a aliviar o desconforto.

Desenvolvimento motor e marcos

atrasados:

Cada bebê se desenvolve em seu próprio ritmo, mas se você notar atrasos significativos nos marcos do desenvolvimento, como não segurar a cabeça, não rolar ou sentar no tempo esperado, é importante falar com o pediatra.

Introdução de alimentos sólidos:

A transição para alimentos sólidos pode ser desafiadora. Alguns bebês podem ser seletivos quanto à comida, enquanto outros podem ter alergias alimentares.

Introduza alimentos de forma gradual, observando reações alérgicas e seguindo as orientações do pediatra.

Lembrando que é fundamental manter uma comunicação aberta com o pediatra do seu bebê e buscar orientação profissional sempre que necessário. Cada bebê é único, e enfrentar desafios faz parte do processo de crescimento e desenvolvimento.

DICAS FUNCIONAIS

O primeiro ano de vida do bebê pode ser um período desafiador, mas também é uma época maravilhosa para criar vínculos e assistir ao crescimento e desenvolvimento do seu filho. Aqui estão algumas dicas para tornar esse período mais leve e gratificante:

Aceite ajuda:

Não hesite em aceitar ajuda de familiares, amigos e parceiros. Ter um sistema de apoio é fundamental para reduzir o estresse e a fadiga que podem surgir no primeiro ano.

Estabeleça uma rotina:

Crie uma rotina diária para o bebê que inclua horários regulares de sono e atividades. Isso pode trazer previsibilidade e segurança para o bebê e os pais.

Cuide de si mesma:

Lembre-se de cuidar de sua própria saúde física e mental. Descanso, nutrição adequada e momentos de autocuidado são essenciais para estar bem para cuidar do bebê.

Promova o vínculo:

Dedique tempo para interagir com o seu bebê. O contato pele a pele, o contato visual, o sorriso e a comunicação afetuosa ajudam a fortalecer o vínculo entre você e o bebê.

Aproveite o tempo juntos:

Tire um tempo para simplesmente aproveitar a companhia do seu bebê. Os primeiros momentos são únicos e passam rapidamente.

Fique informado:

Continue a ler livros, assistir a vídeos ou participar de grupos de pais para obter informações e dicas sobre como cuidar do bebê. A educação e o conhecimento podem ajudar a reduzir a ansiedade.

Compartilhe tarefas:

Divida as responsabilidades com seu parceiro ou outros membros da família. Isso ajuda a reduzir o fardo de cuidar do bebê e promove uma parceria equitativa.

Evite a comparação:

Cada bebê é único e atinge marcos de desenvolvimento em seu próprio ritmo. Evite comparar o seu bebê com outros e confie no progresso individual dele.

Não dê ouvidos a todo mundo:

As pessoas podem ser más apenas por não entender o todo ou querer aplicar seus próprios métodos e experiências a você, uma pessoa totalmente diferente.

Tente reter apenas o que considerar útil e não levar o resto para o pessoal. Vai ajudar a tornar a maternidade mais leve.

Mantenha expectativas realistas:

Lembre-se de que o primeiro ano é um período de ajustes, e nem tudo será perfeito. Esteja preparado para lidar com desafios e altos e baixos.

Esteja aberto a mudanças:

À medida que o bebê cresce e se desenvolve, as necessidades e rotinas podem mudar. Esteja aberto a se adaptar e ajustar seu plano conforme necessário.

Celebre os marcos:

Acompanhe o desenvolvimento do bebê e celebre cada conquista, desde os primeiros sorrisos até os primeiros passos. Tire fotos e registre os momentos especiais.

Confie em seus instintos:

Você conhece seu bebê melhor do que ninguém. Confie em seus instintos como pai ou mãe e faça o que acredita ser o melhor para o seu filho.

Lembre-se de que a parentalidade é uma jornada

com altos e baixos, mas o amor e a dedicação que você oferece ao seu bebê são os elementos mais importantes para um primeiro ano de vida saudável e feliz.

54

REDE DE APOIO

Ter uma rede de apoio durante a maternidade é essencial para ajudar a aliviar o estresse, compartilhar responsabilidades e proporcionar suporte emocional e prático às mães e aos pais.

Aqui estão algumas maneiras de construir e utilizar uma rede de apoio durante a maternidade:

Familiares:

Os membros da família, como pais, irmãos e avós, podem desempenhar um papel crucial na rede de apoio.

Eles podem ajudar com tarefas do dia a dia, como cuidar do bebê, preparar refeições e fazer compras, permitindo que os pais tenham tempo para descansar e se recuperar.

Amigos:

Amigos próximos podem ser uma fonte valiosa de apoio emocional e social. Eles podem oferecer ouvir, compartilhar experiências semelhantes e fornecer uma pausa da rotina de cuidados com o bebê.

Grupos de apoio:

Existem muitos grupos de apoio para pais, onde você pode se conectar com outros pais que estão passando pelas mesmas experiências.

Esses grupos podem ser presenciais ou online e oferecem oportunidades para compartilhar informações, conselhos e amizades.

Profissionais de saúde:

Seu pediatra, obstetra, parteira e outros profissionais de saúde podem fornecer orientação, esclarecer dúvidas e oferecer suporte médico durante a gravidez e o primeiro ano de vida do bebê.

Psicólogos ou terapeutas:

Às vezes, a maternidade pode ser emocionalmente desafiadora. Um psicólogo ou terapeuta especializado em questões maternas pode oferecer apoio emocional e estratégias para enfrentar o estresse, a ansiedade ou a depressão pós-parto.

Cuidadores profissionais:

Se necessário, considerar a contratação de uma babá, uma enfermeira pediátrica ou uma doula para fornecer assistência extra e permitir que os pais descansem.

Comunidade online:

Grupos de pais online, fóruns e mídias sociais podem ser uma fonte de apoio, informações e camaradagem. No entanto, lembre-se de verificar a credibilidade das fontes de informação.

Programas de educação parental:

Participe de programas de educação parental ou aulas de preparação para o parto para obter informações e habilidades úteis, além de conhecer outros pais na mesma situação.

Cuidado pessoal:

Reserve um tempo para o autocuidado. Isso pode envolver a realização de atividades que você gosta, como exercícios, meditação, leitura ou outras formas de relaxamento.

Lembre-se de que ter uma rede de apoio é uma parte fundamental da jornada da maternidade. Não hesite em pedir ajuda quando precisar e permita que os outros compartilhem o ônus da criação de seu filho.

Não tenha medo de pedir ajuda e delegar tarefas sempre que possível. Amigos e familiares muitas vezes estão dispostos a ajudar, mas podem não saber como. Seja claro sobre suas necessidades.

Isso ajudará a tornar a experiência da maternidade mais gratificante e menos sobrecarregada.

RETORNO AO TRABALHO

O retorno ao trabalho após o período de licença-maternidade é um momento importante e, às vezes, desafiador para as mães. Aqui estão algumas dicas para tornar essa transição mais suave:

Planejamento antecipado:

- Antes do retorno ao trabalho, converse com seu empregador sobre as datas e horários de retorno. Comunique suas necessidades, como horários flexíveis ou a possibilidade de trabalhar remotamente, se aplicável.

- Planeje com antecedência a creche ou o cuidador que cuidará do seu bebê durante o dia. Certifique-se de que você se sinta confortável e confiante na escolha.

Estabeleça uma rotina:

- Crie uma rotina para você e seu bebê que inclua horários de alimentação, cochilos e atividades. Isso ajudará a garantir que você esteja bem preparada para a rotina de trabalho.

- Prepare as roupas e os pertences do

bebê e organize sua própria rotina matinal para economizar tempo.

Fale com seu empregador:

- Comunique-se com seu empregador sobre suas necessidades pós-parto, como pausas para a amamentação, locais adequados para a extração de leite e quaisquer outras acomodações necessárias.

Planeje o apoio:

- Certifique-se de que sua rede de apoio esteja preparada para ajudar durante a transição de volta ao trabalho. Isso pode incluir o cuidador do bebê, familiares ou amigos próximos.

Esteja preparada emocionalmente:

- É normal sentir uma mistura de emoções ao retornar ao trabalho. Esteja preparada para sentimentos de ansiedade, culpa ou tristeza e saiba que essas emoções são comuns.

- Mantenha a comunicação aberta com seu parceiro e outros entes queridos para que eles possam oferecer apoio emocional.

Tire vantagem das pausas:

- Use suas pausas no trabalho para relaxar e tirar um tempo para si mesma. Isso pode ajudar a reduzir o estresse e melhorar seu bem-estar.

Mantenha uma comunicação aberta:

- Comunique-se com seu chefe e colegas de trabalho sobre suas necessidades e limitações. Se precisar de acomodações especiais, não hesite em pedir.

Seja gentil consigo mesma:

- Lembre-se de que a transição de volta ao trabalho é um período de ajuste. Dê a si mesma permissão para cometer erros e para aprender com a experiência.

Planeje o cuidado de saúde do bebê:

- Certifique-se de que todas as vacinações e consultas médicas do bebê estejam em dia. Mantenha um plano de cuidados médicos bem-organizado.

Avalie suas prioridades:

- A maternidade pode levar a uma reavaliação de suas prioridades na vida. Considere o equilíbrio entre trabalho e vida pessoal e faça ajustes, se necessário, para atender às suas necessidades e às do seu bebê.

Lembre-se de que o retorno ao trabalho é uma transição desafiadora, mas, com o planejamento adequado e o apoio da sua rede de suporte, você pode conciliar a maternidade com uma carreira de maneira bem-sucedida. Não hesite em buscar orientação e apoio de outros pais que passaram por experiências semelhantes e de profissionais de saúde, se necessário.

DICAS PARA O RELACIONAMENTO

O período pós-parto pode ser desafiador para os relacionamentos, pois os pais frequentemente enfrentam mudanças significativas em suas vidas e dinâmicas de casal após a chegada de um bebê.

No entanto, com comunicação aberta e apoio mútuo, é possível fortalecer o relacionamento durante esse período. Aqui estão algumas dicas para ajudar a manter um relacionamento saudável no pós-parto:

Comunique-se abertamente:

- Mantenha uma comunicação honesta e aberta com seu parceiro. Fale sobre suas preocupações, medos e expectativas.

- Esteja disposto a ouvir atentamente o que o seu parceiro tem a dizer e ofereça apoio emocional.

Reserve tempo para o casal:

- Mesmo que o bebê demande grande parte do seu tempo e atenção, é importante reservar momentos de qualidade para o relacionamento.

Agende encontros a sós, mesmo que sejam breves.

Ajude um ao outro:

- Apoiem-se mutuamente nas tarefas relacionadas ao bebê e à casa. Dividir as responsabilidades pode reduzir o estresse e melhorar a satisfação no relacionamento.

Aceite a ajuda de familiares e amigos:

- Se tiver a oportunidade, permita que familiares e amigos ajudem com o bebê para que vocês possam ter tempo para si mesmos.

Cuide de si mesmos:

- O autocuidado é fundamental. Tire um tempo para descansar, praticar atividades que gosta e manter uma boa saúde física e mental.

Aceite que as coisas mudaram:

- Reconheça que a chegada de um bebê traz mudanças inevitáveis no relacionamento. Esteja disposto a se adaptar e ajustar as expectativas.

Compreenda as necessidades emocionais do parceiro:

- Reconheça que seu parceiro também pode estar passando por mudanças emocionais e estresse no pós-parto. Seja compreensivo e ofereça apoio.

Mantenha a intimidade:

- Embora o desejo sexual possa diminuir temporariamente após o parto, é importante manter a intimidade emocional e física. Conversem sobre suas necessidades e desejos.

Planejem juntos:

- Façam planos para o futuro como casal e como família. Ter objetivos compartilhados pode fortalecer o relacionamento.

Busquem apoio profissional, se necessário:

- Se vocês estiverem enfrentando dificuldades significativas no relacionamento, considerem a possibilidade de buscar aconselhamento de um terapeuta ou conselheiro de casais. Às vezes, a ajuda de um profissional pode ser benéfica para resolver questões mais complexas.

Lembre-se de que o período pós-parto é desafiador, mas também pode ser um momento de crescimento e conexão no relacionamento. Priorizar a comunicação, o apoio mútuo e o tempo de qualidade juntos pode ajudar a fortalecer a relação durante essa fase.

PLANEJAMENTO FAMILIAR

O planejamento familiar no pós-parto é uma consideração importante para casais que desejam espaçar o nascimento de seus filhos ou limitar o tamanho de suas famílias.

Existem várias opções de métodos contraceptivos disponíveis após o parto. É essencial discutir suas opções com um profissional de saúde para determinar qual método é mais adequado para sua situação.

Aqui estão algumas informações sobre opções de planejamento familiar no pós-parto:

Método de Amamentação:

A amamentação exclusiva, conhecida como Lactational Amenorrhea Method (LAM), pode ser uma forma natural de prevenir a gravidez durante os primeiros seis meses após o parto, desde que a mulher não tenha menstruado, esteja amamentando exclusivamente a cada 4 horas durante o dia e a cada 6 horas durante a noite, e o bebê não esteja recebendo outros alimentos ou líquidos.

Pílulas Anticoncepcionais:

As pílulas anticoncepcionais combinadas (contendo estrogênio e progesterona) podem ser prescritas após o parto, geralmente a partir de 3-6 semanas após o parto. Pílulas de progesterona (mini-pílulas) podem ser iniciadas imediatamente após o parto.

Dispositivos Intrauterinos (DIU):

O DIU é uma opção contraceptiva altamente eficaz e de longa duração. Tanto o DIU de cobre quanto o DIU hormonal podem ser inseridos após o parto, geralmente após o útero ter retornado ao tamanho normal, que pode levar algumas semanas.

Implante Contraceptivo:

O implante contraceptivo é uma pequena haste que é inserida sob a pele do braço e libera progestina para evitar a gravidez por até três anos. Pode ser inserido logo após o parto ou durante a consulta de acompanhamento pós-parto.

Injeções Contraceptivas:

Injeções de progestina, como a Depo-Provera, podem ser administradas após o parto e proporcionam proteção contraceptiva por três meses.

Preservativos:

O uso de preservativos é uma opção contraceptiva eficaz e segura que pode ser usada a qualquer momento após o parto.

Métodos de barreira:

Diafragma, capuz cervical e esponjas contraceptivas são métodos de barreira que podem ser usados após o parto.

É importante discutir suas opções de contracepção com um profissional de saúde antes do parto ou durante o acompanhamento pós-parto. Cada pessoa é única, e o método contraceptivo mais adequado pode variar com base em sua saúde, histórico médico e preferências pessoais.

Lembre-se de que a contracepção é uma parte importante do planejamento familiar e pode ser uma escolha personalizada para atender às necessidades de sua família.

CONCLUSÃO

Ao chegarmos ao final deste guia para mães de primeira viagem, é impossível não refletir sobre a incrível jornada que é a maternidade. Em cada página, exploramos juntas os desafios e as alegrias que acompanham esse capítulo único da vida. Como mães, aprendemos que não existe uma fórmula única para o sucesso, mas sim um caminho pessoal, cheio de descobertas e amor incondicional.

Ao longo dessas páginas, destacamos a importância de confiar em si mesma, de abraçar a imperfeição e de se permitir crescer junto com seu bebê. A maternidade é uma dança constante entre a preparação e a improvisação, entre a certeza e a dúvida, mas é nesse equilíbrio que reside a verdadeira magia.

Lembre-se, querida mãe de primeira viagem, que está tudo bem não ter todas as respostas. O importante é seguir o seu coração e confiar na conexão única que você construirá com seu filho. Cada desafio superado é uma vitória, e cada momento compartilhado é uma celebração da incrível jornada que é ser mãe.

À medida que você se aventura no mundo da maternidade, lembre-se de que a comunidade está aqui para apoiar, inspirar e celebrar com você. Este guia é apenas o começo. Que cada dia traga novas descobertas, risos contagiantes e um amor que cresce a cada instante.

Desejo a você, mãe corajosa, toda a alegria e realização nesta incrível jornada chamada maternidade. Que cada passo seja guiado pelo amor e pela compreensão, e que cada desafio seja transformado em uma oportunidade de crescimento e conexão. Você é incrível, e seu papel como mãe é verdadeiramente inestimável.